EXAMEN

DES

EAUX MINÉRALES SULFUREUSES

DE

PUZZICHELLO,

ILE DE CORSE,

PAR J.-B. LOETSCHER.

PROFESSEUR DE CHIMIE A L'INSTITUT PAOLI.

> Je crois pouvoir assurer à l'académie, d'après les autorités les plus respectables, qu'il n'existe en Europe aucune source comparable à celle de Puzzichello pour la guérison radicale de certaines affections invétérées, et réputées incurables.
>
> La corse, *rapport sur son état économique et moral par M. Blanqui membre de l'instut:* page 73.)

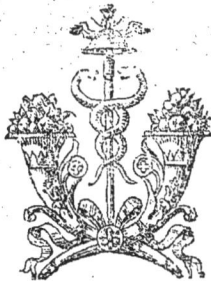

AJACCIO,

IMPRIMERIE DE G. MARCHI.

—

1842.

EXAMEN

DES EAUX MINÉRALES SULFUREUSES

DE

PUZZICHELLO,

ILE DE CORSE,

par J. B. Loetscher,

PROFESSEUR DE CHIMIE A L'INSTITUT PAOLI.

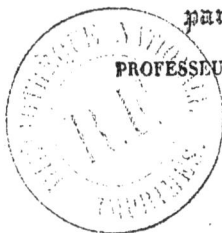

Je crois pouvoir assurer à l'académie, d'après
les autorités les plus respectables, qu'il n'existe
en Europe aucune source comparable à celle de
Puzzichello pour la guérison radicale de cer-
taines affections invétérées, et réputées incura-
bles.

(LA CORSE, *rapport sur son état économique
et moral par M. Blanqui membre de l'institut :*
page 73.)

———— ※ ————

AJACCIO,

———

IMPRIMERIE DE MARCHI.

———

1842.

PRÉFACE.

Le seul objet de cet opuscule est d'offrir au public le résumé des opérations que j'ai faites pour établir la composition chimique des eaux minérales de Puzzichello.

Les rapports de quelques médecins distingués de l'île sur la puissance presque miraculeuse des eaux, l'espoir de détruire certains préjugés sur la nature de leurs principes constituans et enfin le désir de me rendre utile à un pays, dans le quel j'ai reçu de nombreux témoignages d'affection, m'ont vivement déterminé à entreprendre ce travail.

Pour doser le soufre j'ai donné la préference à la méthode de M. Dupasquier.

La grande facilité avec laquelle elle permet de multiplier les essais, et le rapport extrêmement favorable de l'académie des sciences sur l'emploi du sulfhydromètre, m'ont engagé à renoncer aux anciens procédés fondés sur l'insolubilité de certains sulfures métalliques.

On a dit quelque fois que l'iode en réagissant sur la glairine, en même temps qu'il décompose le principe sulfureux peut donner lieu à des erreurs graves. En examinant d'une part l'extrême instabilité de l'acide sulfhydrique , de l'autre l'action rapide de l'iode sur l'amidon et surtout le rapport de différence des quantités de soufre et de matière azotée qui se trouvent dans les eaux, il est difficile d'admettre une objection sérieuse. Voici d'ailleurs une expérience bien simple qui peut-être fera disparaître tous les doutes à cet égard.

Qu'on prenne de l'eau minérale qui a perdu ses caractères sulfureux par l'iode et un volume égal d'eau récemment puisée à la source; qu'on abandonne pendant quinze ou vingt jours les deux vases au contact de l'air, après y avoir versé des quantités égales d'acide azotique, ou trouvera des volumes sensiblement égaux de glairine; cela n'aurait pas lieu , si l'iode réagissait sur la matière azotée pendant la détermination du principe sulfureux.

Quoique des substances en très faibles proportions ne paraissent pas avoir de grande influence sous le point de vue médical, j'ai cependant cru devoir m'appliquer à signaler toutes celles qui se trouvent dans les eaux de Puzzichello, espérons que tôt ou tard on interprétera le role que chacune d'elles est capable de jouer dans l'économie animale.

Avant d'entrer en matière , je me fais un devoir d'adresser mes remerciments à M. Denobili préparateur de chimie à l'école Paoli, qui m'a secondé activement dans toutes les recherches. Lui est moi nous nous croirons payés de nos efforts, si l'on nous tient bon compte de notre désir d'être utiles à la Corse.

EXAMEN

DES EAUX MINÉRALES SULFUREUSES

DE PUZZICHELLO,

ILE DE CORSE.

———◦◦◦———

CHAPITRE PREMIER.

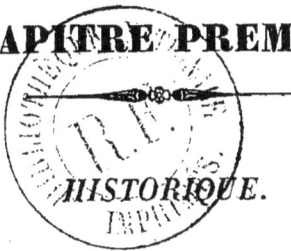

HISTORIQUE.

Notions sur la position géographique de Puzzichello. — Origine
de l'emploi des eaux. — Observations dont elles ont été
l'objet. — Fondation de l'établissement.

Je n'entreprendrai pas de démontrer l'efficacité des
eaux minérales dont je vais présenter l'histoire chimique. De nombreuses observations médicales, des
cures merveilleuses et l'affluence sans cesse croissan-
te des baigneurs, parlent assez hautement en leur fa-
veur. Si les voyages, le pittoresque et le changement
de sensations habituelles, sont favorables aux malades,
et les prédisposent heureusement à l'action thérapeutique des eaux minérales, tout porte à croire que
Puzzichello deviendra bientôt un rendez-vous ; non

seulement pour les habitans de l'Ile, mais encore pour un grand nombre de continentaux italiens et français.

Quand on jette un coup d'œil sur la cote Orientale d'une carte de la Corse ancienne, on trouve à coté du lac de Diane, le nom d'une ville qui a été le principal théatre des premières luttes entre les différens peuples qui se sont disputé la Corse. Aleria n'offre plus depuis long-temps que des débris, et quelques cimens, dans lesquels la sagacité de l'archéologue reconnaît les traces du passage des vainqueurs du monde. Le temps a effacé la ville; le nom de Sylla est tombé dans l'oubli parmi les habitans de la plaine, et le chant du berger de la montagne n'a conservé aucune tradition romaine.

Si j'ai dit un mot en parlant de l'antique Aleria, c'est que Puzzichello n'est éloigné que de deux lieues des ruines de cette ville. Et il est permis de penser que les romains qui faisaient un si grand usage des bains ont dû avoir connaissance d'une source qui venait sourdre, pur ainsi dire, au milieu d'eux. Des découvertes récentes confirment vivement ces conjectures. En exécutant des travaux dans le but de réunir différents filets d'eau, on a trouvé dernièrement des monnaies, des débris d'armes, ainsi que des canaux de conduite qui paraissent être d'une origine fort ancienne. Ceux qui connaissent la grande efficacité des eaux sulfureuses dans le traitement des blessures ne seront pas étonnés qu'un peuple habitué à vivre sous les armes ait possédé un établissement à Puzzichello.

Cependant ces eaux , qui ont sans doute obtenu une juste célébrité parmi les romains , ont été abandonnées jusqu'à nos jours. Les habitans des hameaux voisins les fuyaient à cause de l'odeur forte , et pénétrante , qui inonde les environs de la colline d'où elles jaillissent. Les chèvres seules, quand elles pouvaient échapper à la surveillance de leurs gardiens venaient chercher dans ces lieux un abri contre l'ardeur du soleil , et des paturages que leur refusait ailleurs la terre desséchée.

Suivant les traditions du pays , ces animaux ne sont pas étrangers à la découverte de la puissance curative des eaux de Puzzichello. On raconte, en effet, qu'à l'époque d'une grande épizootie qui a dévasté les bergeries de la plaine d'Aleria , un pâtre étant allé à la recherche de quelques chèvres égarées , les retrouva dans un bassin près de la source, et que les ulcères dont elles étaient couvertes quelques jours auparavant avaient complètement disparu. On ajoute que le pâtre attribuant ce merveilleux changement à l'action des eaux , y plongea tout le reste de son troupeau, qui moyennant quelques bains fut entièrement guéri.

C'est ainsi que les eaux de Puzzichello acquirent une certaine renommée , vers le milieu du siècle dernier ; mais on ne soupçonnait pas encore alors les immenses services qu'elles étaient destinées à rendre à l'humanité souffrante, et on se contentait d'en faire usage pour déterger les ulcères des bestiaux. |

Pantalacci de Vivario, dont le nom est devenu populaire en Corse à cause de la hardiesse avec laquelle il exerçait la médecine, paraît être le premier qui ait fait quelques essais sur leur action thérapeutique.

Pantalacci avait fait ses premières études au collége del Beni à Gênes, et s'était livré pendant plus de vingt ans aux sciences de la théologie, et de la médecine, sous les auspices des meilleurs maîtres de l'Italie, et de l'Allemagne. De retour en Corse, il y exerça son ministère avec un noble désintéressement, et une charité vraiment chrétienne. L'expérience démontra bientôt à ce digne prêtre que les eaux de Puzzichello, convenablement employées, devenaient un remède puissant contre un grand nombre de maladies. Les succès qu'il obtint, l'engagèrent à se retirer dans sa maison de campagne de *Quarcièto* qui n'est qu'à un quart de lieue de la source. C'est dans cette modeste retraite qu'il consacra les dernières années de sa vie aux soins des malades qui venaient chercher la santé aux eaux minérales.

Pantalacci est mort en 1800. Il n'a laissé aucun document sur les maladies qui ont été guéries, émendées ou aggravées par l'usage des médicaments qu'il administrait ; et il est même probable que les éloges outrés qu'il faisait de ces eaux, auront contribué à les discréditer dans l'opinion d'un grand nombre de personnes qui ont pu s'étonner avec raison, de l'étendue du pouvoir médical qu'il leur attribuait.

M. le docteur Vannucci de Corte est le premier , qui ait, à ma connaissance, entrepris une statistique sur les effets physiologiques des sources sanitaires de Puzzichello. Dans un tableau topographique, et médical de l'île de Corse , qu'il a publié en 1838 , on trouve une série d'observations , qui ont sans doute puissamment contribué à éclairer ses collègues et à éveiller la sollicitude de l'administration sur des eaux minérales destinées à exercer une grande influence sur l'état hygiènique de son pays.

A coté de nombreux faits avancés par des médecins distingués de l'île, viennent se grouper, tous les ans, des réussites nouvelles, suite de la confiance illimitée , qu'inspire aujourd'hui l'application d'un remède que la nature offre à chacun à peu de frais ; mais nous devons l'avouer , tous ces succès épars ne suffisaient pas pour donner aux eaux de Puzzichello le crédit qu'elles méritent. Il fallait aux baigneurs les commodités de la vie , et un médecin inspecteur pour les diriger dans l'emploi des eaux. Il fallait aussi un homme qui pût faire de grands sacrifices , pour fonder un établissement, d'après les plans exigés par l'ordonnance royale qui régit les eaux minérales. C'est sous l'heureuse influence de ces idées , que le département a fait la concession des eaux de Puzzichello à M. Filippini de Corte. Déjà les engagemens que le propriétaire à contractés en 1840, sont exécu-

tés. A coté de la source s'élève maintenant un vaste
bâtiment, renfermant un grand nombre de cabinets
à bains convenablement distribués pour les deux
sexes. A quelques pas de là on a creusé des piscines,
ce sont de grands bassins dans lesquels plusieurs
personnes peuvent se baigner ensemble. L'une d'elles
a été réservée pour les indigens. La maison d'habi-
tation est située dans une position aussi agréable que
salubre sur un plateau qui domine la source. Elle
est régulièrement bâtie, et disposée de manière à
recevoir un grand nombre d'étrangers. Le propriétaire n'a rien épargné pour introduire dans son établissement toutes les ressources que réclament les
besoins et les agrémens de la vie.

Puzzichello n'est situé qu'à quelques lieues de la
route qui établit la communication entre les principales villes de la Corse. De quelque coté qu'on vienne,
on y aborde avec facilité, surtout pendant les deux
saisons des bains.

On trouve à quelque distance des bains plusieurs
villages qui offrent beaucoup d'intérêt au voyageur.
Je me souviendrai long-temps des excursions que
j'ai faites à Antisanti, à Moniglia, et au fort d'Aleria, ainsi que de l'accueil vraiment amical que j'ai
reçu partout où j'ai passé.

La saison de 1841, a attiré aux eaux environ 600
baigneurs. Cette affluence paraîtra immense à celui
qui n'a jamais vu les nombreuses tentes qui avaient
été dressées dans le voisinage de la source. A l'avenir

.le camp sera sans doute plus resserré, son aspect deviendra peut-être moins pittoresque ; mais en re-
vanche les bons logemens, qu'on trouvera dans l'hô-
tel , garantiront contre la fraîcheur des nuits , qui
pourrait exercer une fâcheuse influence sur la santé
des baigneurs. Il est à souhaiter cependant qu'un
excès de civilisation ne détruise pas certains usages
qui ont existé jusqu'ici à Puzzichello. Les grands feux
qu'on allume tous les soirs , ont le double avantage
de purifier l'air, et de procurer d'agréables distrac-
tions à tous ceux qui ne sont pas tourmentés par des
rhumatismes trop aigus.

Il reste maintenant peu de choses à faire à M. Filippini pour terminer ce qu'il a si bien commencé.
Il faut espérer qu'il achevera bientôt son œuvre, en
appelant dans son établissement un médecin inspecteur digne de confiance, et habitué à guider les malades dans l'emploi des eaux minérales. En Corse le
public n'est peut-être pas assez en garde contre les
suites fâcheuses, qui peuvent résulter de l'usage im-
modéré des bains. Il n'est cependant pas plus dan-
gereux de doubler ou de tripler la dose d'un médicament qui sort de la pharmacie que celle d'un remède qui a été préparé dans le grand laboratoire de
la nature.

Il y a encore d'autres considérations qui détermi-
nent M. Filippini à hâter le choix d'un médecin : je
veux parler de l'impérieuse nécessité dans laquelle
il se trouve de fournir désormais des documents po-

sitifs et annuels sur l'action physiologique et thérapeutique de ces eaux. Déjà, pendant la saison de
l'année dernière, M. le docteur Carlotti inspecteur des
thermes de Pietrapola , a recueilli un grand nombre
de faits qui ont été communiqués à l'académie royale
de médecine. Ce travail sera sans doute continué dans
la nouvelle saison qui va commencer, et contribuera
à donner de la stabilité à un établissement qui réu-
nira bientôt toutes les conditions d'un brillant avenir.

CHAPITRE II.

Description de la source. — Examen des propriétés physiques.
de l'eau minérale.

Le sol des environs de Puzzichello paraît apparte-
nir à la classe des terrains secondaires. Il renferme
des débris organiques, et des coquillages ; dans quelques endroits il présente à sa surface le grés , et le
calcaire ; dans d'autres il est recouvert par une formation arénacée et très-fréquemment par des couches
assez épaisses de terre végétale.

En approchant de la source on est averti de la
nature sulfureuse de l'eau par l'odeur caractéristique
qu'elle répand au loin , et qui rappelle l'impression
qu'on éprouve, en entrant dans un laboratoire, où on

a récemment préparé des dissolutions concentrées d'acide sulfhydrique. L'odeur est forte pendant le jour ; elle est cependant plus pénétrante encore avant le lever du soleil et après son coucher. A quoi tient cette différence d'action ? Faut-il l'attribuer aux changemens de la pression atmosphérique ? Cette hypothèse est difficile à concilier avec l'aplitude des variations horaires, qui ne dépassent quelquefois, pas même ¹/₂ millimètre. Il est inutile d'ajouter que les deux maximum des excursions de la colonne barométrique correspondent précisément aux époques où l'odeur est la plus forte.

Je pense qu'on pourrait faire dépendre le phénomène en question du concours d'une action chimique, et de l'état hygrométrique de l'air. Pendant le jour l'eau minérale émet simultanément de la vapeur aqueuse et de l'acide sulfhydrique ; mais l'action des rayons solaires, dilatant considérablement le mélange, amène les molécules du gaz, dans des conditions favorables à sa combinaison avec l'oxigène de l'air, et rend son accumulation impossible. Pendant que le soleil est sur l'horizon, il y aurait ainsi une pluie continuelle de soufre extrêmement divisée.

Le soir et le matin il arrive un moment ou l'atmosphère, à une certaine distance du sol, se sature de vapeurs d'eau ; à cette époque l'émission du gaz ne cesse pas; car nous savons qu'une vapeur, à l'état de saturation, peut recevoir encore des gaz ou des vapeurs de nature différente : c'est ainsi qu'un espace saturé de vapeurs d'eau, peut s'imprégner de vapeurs d'éther. D'un autre coté, les molécules d'acide sulphydrique, pour ainsi dire, emprisonnées dans la vapeur d'eau, sont dans des conditions peu favorables à la combinaison avec l'oxigène de l'air. Il peut donc y avoir accumulation pendant la nuit.

Il existe encore une autre cause qui peut prendre part au phénomène. On sait que dans la campagne, la quantité d'acide carbonique est plus grande la nuit que le jour ; on sait aussi, que cet acide, en présence des sulfures alcalins, en dégage de l'hydrogène sulfuré. Ne serait-il pas possible que cette action chimique ajoutât son effet aux causes énoncées plus haut, pour déterminer la différence d'intensité de l'odeur que nous avons observée ?

L'eau de Puzzichello est trop sulfureuse pour qu'on puisse reconnaître une autre saveur, que celle qui rappelle les œufs couvis.

Les eaux jaillissent au pied d'une colline. L'établissement des bains est alimenté par deux sources principales, qui appartiennent à un même système. L'une d'elles a été surnommée *Fontana d'acqua grigia* ; ses eaux présentent en effet un aspect laiteux, à cause des parcelles de soufre qu'elles tiennent en suspension ; l'autre beaucoup plus abondante, offre des eaux claires et limpides. Cette différence de limpidité ; s'explique facilement, quand on observe que la première source coule assez long-temps au contact de l'air, tandis que la seconde est recouverte par le sol dans tout son trajet. D'après nos conseils, le propriétaire de Puzzichello encaissera dans des canaux de maçonnerie les eaux de la *Fontana grigia*, pour la garantir de l'action déshydrogénante de l'air.

Les eaux de Puzzichello sont froides. Plusieurs observations faites à différentes heures du jour , ont indiqué que leur température est constamment entre 13º et 14° Réamur. Cependant celles de la source *grigia* éprouvent de la part de l'atmosphère des variations thermométriques assez sensibles. (*)

Pour déterminer la densité de l'eau , j'ai d'abord eu recours à l'aréomètre de Fárenheit ; mais je me suis assuré en vérifiant les essais par la balance, que la méthode du flacon bouché à l'emeri mérite la préférence. J'ai cherché successivement la densité de l'eau des deux sources, ainsi que celle de l'eau minérale qui avait été exposée dans un vase à l'influence de l'air pendant quarante huit heures ; voici les résultats que jai obtenus.

1,00165 densité de la grande source.

1,00215 densité de l'*acqua grigia*.

1,00280 densité de l'eau du vase.

Ce tableau montre que la densité de l'eau de Puzzichello diffère d'autant moins de l'unité, qu'elle est plus riche en principes sulfureux.

Dans les environs des sources, on aperçoit ça et là des trainées d'une matière filamenteuse diverse-

(*) L'établissement possède un vaste réservoir d'eau chaude qui permet d'élever la température des bains à tel degré qu'on juge convenable.

ment colorée. Les dépôts sont très-blancs sur les bords des tuyaux de conduite; ils sont d'un jaune brunâtre dans les lieux fortement exposés à l'action de la lumière. Ces filamens présentent au toucher , à peu près les mêmes caractères que la pâte d'un papier bien fin, et laissent sur la peau une impression d'onctuosité assez prononcée. En examinant attentivement les eaux à leur sortie du sol , j'ai remarqué qu'elles charient de temps en temps des flocons glaireux qui, abandonnés au contact de l'air, offrent le même aspect que la matière filamenteuse. Toutes ces substances ont beaucoup d'analogie avec la glairine, sur laquelle l'oxigène de l'air aurait précipité du soufre au moment où elle s'est déposée.

La surface des piscines est recouverte , tous les matins d'une pellicule blanchâtre , formée de soufre mêlé à des carbonates. Cette croûte protège la masse de l'eau contre l'action déshydrogénante de l'oxigène de l'air, qui serait capable de lui enlever peu à peu tous les caractères sulfureux.

Les eaux de la grande source tombent d'une hauteur de deux pieds, dans un bassin où de nombreuses bulles gazeuses offrent le spectacle d'un liquide en ébullition. Ce phénomène a vivement excité mon attention.

L'examen attentif de ce gaz pouvait me guider dans les autres recherches analytiques. J'ai réuni dans le chapitre suivant, les expériences qui ont été faites pour en déterminer la composition.

CHAPITRE III.

—————

Le gaz a été soumis aux essais suivans :

A. Quand on approche, avec précaution, une bougie allumée des bulles gazeuses, elles brûlent avec une flamme bleuâtre, qu'on observe assez facilement pendant les nuits calmes.

B. Une feuille d'argent placée dans le courant du gaz, noircit très-sensiblement au bout de quelques instants ; un papier imprégné d'acétate de plomb se comporte de la même manière.

C. Le gaz recueilli dans une éprouvette, répand une odeur d'œufs couvis, noircit les dissolutions d'argent, et de plomb, et brûle avec une flamme bleuâtre.

D. Mis en contact avec du chlore, il se forme un dépôt blanc. Ces divers résultats, permettent d'exprimer, que le principe gazeux qui s'échappe du bassin, contient de l'acide sult hydrique. Après avoir détruit cet acide avec une dissolution d'acétate de plomb, on a obtenu un résidu qui possède les caractères suivants.

E. Il ne précipite plus la dissolution d'argent.

F. Il donne dans l'eau de chaux un précipité soluble dans un excès d'acide.

G. Il brule avec une flamme bleuâtre. Les expé-

riences E , F , G , montrent 1° que l'absorption de
l'acide sulfhydrique a été complète 2° que le gaz du
bouillon contient de l'acide carbonique 3° qu'il contient encore d'autres principes gazeux inflammables.

On a ensuite agité une nouvelle portion du gaz
avec de la potasse , pour absorber les deux acides ;
le résidu ainsi obtenu, n'avait plus d'odeur sensible,
et continuait à brûler avec une flamme bleuâtre. Ce
nouveau résidu pouvait contenir de l'oxide de carbone , de l'hydrogène proto , ou bicarboné ; en le
mettant en contact avec du chlore, à volumes égaux,
il ne s'est formé aucune trace de liquide éthéré. Ce
résultat exclut le bicarbone d'hydrogène. Il restait
donc à choisir entre les deux autres, et pour cela on
a fait passer le résidu desséché , avec du potassium
dans une cloche courbe sur la cuvette à mercure ; il
a été constaté qu'à l'aide de la chaleur, le métal n'a
déterminé aucune absorption. Cette dernière épreuve
montre que le résidu n'est pas de l'oxide de carbone.
Ces divers essais prouvent que le gaz qui s'échappe
spontanément du bassin est un mélange

D'acide sulfhydrique,

D'acide carbonique,

De protocarbure d'hydrogène.

Il m'a été impossible de déterminer les proportions
de chacun de ces gaz sur les lieux mêmes ; car leur
manipulation exige l'emploi d'un baromètre , d'une
cuve à mercure, et d'autres appareils qu'il est difficile de porter en voyage.

Au moment de mon départ des eaux, j'en ai rempli plusieurs flacons qui ont été bouchés, et enveloppés de manière, que le gaz pouvait arriver à Corte sans avoir communiqué avec l'air. Le mélange traité successivement par l'acétate de plomb, et la potasse, a fourni du protocarbure d'hydrogène qui a été introduit dans un Eudiomètre de Gay-lussac avec de l'oxigène. Après la détonation, l'acide carbonique produit a été absorbé par la potasse, et l'excès d'oxigène par le phosphore ; il est resté un gaz que j'ai pu reconnaître pour de l'azote. Voici maintenant les résultats pour 100 parties en volume sous la pression $0^m 73^c$ et à la température 18° centigrade.

Acide sulfhydrique.................... 31.
Acide carbonique..................... 18.
Protocarbure d'hydrogène.............. 42.
Azote................................ 7.
Perte................................ 2.

CHAPITRE IV.

Analyse qualitative de l'eau minérale.

L'eau minérale a été mise en présence des réactifs dans diverses conditions. Elle a été examiné d'abord dans l'état où elle se trouve au moment où elle jaillit

2.

de la terre ; quelques essais ont été faits après qu'elle eut séjourné pendant quelque temps dans des vases exposés au contact de l'air ; enfin plusieurs principes n'ont pu être reconnus que dans le traitement du résidu, provenant de l'évaporation.

Ce chapitre sera entièrement consacré , à l'exposition des méthodes, qui ont été employées pour déterminer la nature des composés qui se trouvent en dissolution dans l'eau minérale. Toutes les expériences ont été faites à Puzzichello ; quelques unes à la source même ; et les autres dans une chambre que M. Filippini avait mise à ma disposition.

§ Ier.

L'odeur de l'eau minérale, sa saveur, et quelques unes de ses propriétés physiques, nous ont déjà averti qu'elle est riche en composés sulfureux. Il reste à constater chimiquement ce que les sens ont découvert. J'ai cherché à résoudre successivement les questions suivantes :

1° Existe-t-il de l'acide sulfhydrique dans les eaux minérales de Puzzichello ?

2° Cet acide s'y trouve-t-il libre ou combiné, ou bien simultanément dans ces deux états ?

Pour répondre à la première question j'ai fait les expériences suivantes :

A. On a plongé une pièce d'argent dans l'eau minérale ; quelques instans ont suffi pour la noircir fortement. En approchant le métal de la surface du liquide , sans le toucher , il prend une teinte moins

— 19 —

foncée. Dans l'*Acqua grigia* les résultats ont été
les mêmes, mais la coloration a été moins intense ;
ce qu'il était facile de prévoir d'après ce qui a été
dit dans le chapitre II sur les eaux de cette source.

B. Du mercure a été mis en contact avec l'eau
minérale dans un flacon bouché, le brillant métallique a disparu peu à peu, et au bout de quelques
heures le métal était entièrement enveloppé d'une
pellicule noire.

Une lame de cuivre plongée dans la source a bruni
à l'instant.

C. En versant doucement de l'acétate de plomb
dans l'eau minérale, on a obtenu un précipité noir
abondant. Avec un excès du même réactif, le précipité prend la teinte d'un blanc sale.

Une dissolution d'azotate d'argent s'est comporté
de la même manière.

D. Plusieurs vases contenant de l'eau minérale ont
été abandonnés au contact de l'air atmosphérique.
La liqueur s'est troublée peu à peu. En l'essayant
de temps en temps avec du papier imprégné d'acétate
de plomb, on a remarqué que les caractères sulfureux
disparaissaient en même temps qu'il se formait un dépôt blanchâtre au fond du vase. Cette matière desséchée et approchée d'une lumière a brulé avec une
flamme bleuâtre. Elle contient donc du soufre, et
sans doute quelques carbonates provenant de la ré-
duction des bicarbonates terreux, que l'eau minérale
tient en dissolution à l'aide de l'acide carbonique
libre qui se dégage au contact de l'air.

L'eau de tous les vases n'a pas perdu ses caractères sulfureux avec la même rapidité. J'ai pu me convaincre que l'agitation et les courants d'air exercent une grande influence sur la disparition de l'acide sulfhydrique.

E. J'ai terminé ces essais préliminaires en faisant dégager un courant de gaz acide sulfureux dans l'eau de Puzzichello, la liqueur a pris à l'instant une teinte laiteuse très prononcée.

Les expériences A, B, C, D, E, permettent d'exprimer que les eaux minérales de Puzzichello contiennent de l'acide sulfhydrique.

Passant maintenant à la seconde question : l'eau minérale contient-elle de l'acide sulfhydrique libre ? Parmi les réactifs aux quels ont peut avoir recours pour décider cette question, les chimistes ont accordé la préférence à l'acide arsénieux.

A. On a versé quelques gouttes d'une solution aqueuse d'acide arsenieux, dans un verre contenant de l'eau minérale. A l'instant même la liqueur a été colorée en jaune, et au bout de deux heures environ, on voyait au fond du vase un dépôt considérable de sulfure jaune d'arsenic. Le même résultat a été observé en faisant réagir les liqueurs les unes sur les autres à l'abri du contact de l'air.

En versant de l'acide arsénieux dans une solution artificielle de sulfure de potassium, le précipité jaune ne s'est jamais formé que par l'addition d'un acide. Ces résultats sont concluants, et ils perment d'expri-

mer que l'eau de Puzzichello contient de l'acide sulfhydrique libre, et que ce gaz n'est pas le produit de
l'action de l'acide carbonique de l'air sur les sulfures
qu'elle peut tenir en dissolution. La rapidité de la
réaction indique que l'eau est très riche en acide sulfhydrique libre.

Il restait à savoir si l'eau de Puzzichello est minéralisée par de l'acide sulfhydrique seulement, ou
par le concours de ce gaz et d'un sulfhydrate : voici
notre réponse.

A. En versant quelques gouttes d'une solution
concentrée de sulfate de zinc, dans un vase contenant de l'eau minérale, on obtient un précipité d'un
blanc sale ; ce précipité ne se forme bien qu'au bout
de quelques temps. Une solution de sulfate de manganèse, se comporte de la même manière. On pourrait
attribuer les précipités qui prennent naissance dans
l'expérience précédente, à la formation des carbonates de zinc, et de manganèse provenant de la réaction des carbonates contenus dans l'eau minérale ;
mais s'il en était ainsi, on obtiendrait des dépôts
blancs analogues, en faisant agir les sulfates de zinc
et de manganèse, sur l'eau minérale qui a perdu ses
caractères sulfureux au contact de l'air. L'expérience
a prononcé ; après la disparition de l'acide sulfhydrique, l'eau minérale ne se trouble plus par l'addition des réactifs en question. Ces résultats sont dé-
cisifs ; les suivants ne le sont pas moins.

B. En versant de l'acide arsénieux dans l'eau minérale on obtient un précipité jaune qui se développe plus rapidement par l'addition de quelques gouttes d'acide chlorhydrique ou azotique.

C. En versant un acide dans l'eau minérale fraîchement puisée à la source, l'odeur sulfureuse n'augmente pas sensiblement ; mais si on ajoute l'acide à l'eau qui a partiellement perdu ses caractères sulfureux, l'odeur devient plus intense. Dans le premier cas le sens de l'odorat trop vivement affecté par la grande quantité d'acide sulfhydrique que l'eau contient, devient incapable de saisir les légères différences.

D. De l'eau minérale a été introduite dans une cornue dont l'une des tubulures communiquait avec un flacon qui laissait dégager de l'hydrogène. La liqueur a été maintenue en ébullition pendant plusieurs heures, sous l'influence du courant de ce gaz, qui entraînait les vapeurs à mesure qu'elles se formaient. Un papier imprégné d'acetate de plomb approché de temps en temps de l'orifice du tube de dégagement n'a pas cessé de noircir. Vers la fin de l'opération le dégagement de l'acide sulfhydrique s'est affaibli, et la liqueur essayée par le nitrate d'argent, a donné encore un précipité brun assez prononcé.

E. Le sulfate de protoxide de fer, donne à l'instant même un précipité noir extrêmement abondant. Ce qui a fait dire à quelqu'un, que l'eau de Puzzichello est excellente pour faire de l'encre. Au bout de quelque tems, la liqueur s'éclaircit, et le sulfure se dépose.

Nous pouvons donc affirmer maintenant ; que l'eau de Puzzichello contient à la fois de l'acide sulfhydrique libre, et un sulfure, ou un sulfhydrate. Nous pouvons ajouter que le sulfhydrate n'est pas sulfuré ; car en ajoutant un acide à l'eau dans un vase clos, on n'obtient point de précipité de soufre.

§ II.

Les expériences suivantes prouvent que l'acide sulfhydrique n'est pas le seul principe gazeux contenu dans l'eau minérale.

A. En versant quelques gouttes d'eau de chaux, dans l'eau récemment puisée à la source, il s'est formé un précipité blanc qui a disparu complètement, par l'addition d'un acide. L'eau minérale en excès, dissout aussi le précipité de carbonate de chaux.

Cet essai ne laisse aucun doute sur l'existence de l'acide carbonique libre dans les eaux de Puzzichello.

§ III.

On a vu dans le chapitre III, que du fond du bassin dans lequel tombe l'eau minérale en sortant du sol, se dégage un gaz dont nous avons déterminé la composition. Il n'y a point d'autre formation gazeuse, dans les environs de la source. Le dégagement spontané d'azote pur, que les chimistes ont remontré dans presque toutes les eaux minérales sulfureuses n'existe point à Puzzichello ; ce gaz, comme on va le voir, se trouve cependant dans les eaux.

A. De l'eau minérale a été introduite dans un ballon armé d'un tube rempli du même liquide, et se rendant dans une cuve à eau, sous une cloche convenablement disposée. La liqueur a été maintenue pendant quelques instants en ébullition; après le refroidissement, le mélange gazeux contenu dans la cloche, a été traité par la potasse, pour absorber les acides carbonique, et sulfhydrique. Le gaz restant, transvasé dans une petite éprouvette, n'a point été absorbé par le phosphore ; il ne s'est pas développé de vapeurs rutilantes sensibles en le mettant en contact avec quelques bulles de bioxide d'azote ; enfin il n'entretenait pas la combustion. Il y a donc de l'azote dans les eaux de Puzzichello ; mais sa quantité n'est pas suffisante pour donner naissance à un dégagement spontané.

On admet généralement, que le gaz azote s'introduit dans les eaux sulfureuses par l'absorption de l'air atmosphérique entraîné dans la terre avec les eaux pluviales. L'azote se dissout tandis que l'oxigène s'unit avec l'élément electro-positif de l'acide sulphydrique. Pour vérifier cette hypotèse, il faudrait déterminer mensuellement, les proportions d'azote que les eaux contiennent ; proportions qui doivent considérablement varier, dans les climats surtout qui sont alternativement soumis à des longues pluies, et à des sécheresses prolongées.

§ IV.

Recherche des principes fixes.

A. Le papier de Tournesol ne change pas de couleur, en le maintenant plongé dans l'eau minérale.

B. Le papier de Tournesol rougit par un acide, devient bleu au bout de quelques minutes.

C. Le sirop de Violette verdit à l'instant même.

D. Le papier de Curcuma n'a pas été sensiblement altéré.

Ces essais annoncent la présence d'un alcali libre ou carbonate ; mais la manière d'agir de quelques sulfures métalliques de la première section, sur les mêmes réactifs, laissent quelques doutes, que l'analyse quantitative seule peut faire disparaître.

Nous pouvons toutefois, dès à présent conclure, que l'eau minérale ne contient d'autre acide libre, que l'acide carbonique.

E. Le résidu de l'évaporation essayé au chalumeau sur du charbon, communique à la flamme une couleur jaune caractéristique. Cette coloration est une preuve de l'existence d'un sel à base de soude.

F. Une portion du résidu de l'évaporation a été traité avec de l'eau bouillante ; la liqueur amenée à un état convenable de concentration, a été mise en contact avec du chlorure de platine, et l'acide carboazotique ; les résultats négatifs obtenu dans les deux cas, annoncent l'absence des sels à base de potasse.

G. L'acide oxalique, et l'oxalate d'ammoniaque, donnent des précipités blancs, qui ne sont bien formés qu'au bout de quelques temps: ces précipités sont entièrement solubles dans les acides chlorhydrique, et nitrique. Cet essai ne laisse aucun doute sur la présence de la chaux dans les eaux minérales.

H. En versant quelques gouttes d'ammoniaque dans l'eau minérale, il s'est formé à l'instant un précipité floconneux, léger, très volumineux, et qui a disparu complètement, par une addition convenable de chlorhydrate d'ammoniaque. La liqueur séparée par filtration du précipité occasionné par l'ammoniaque, continue à se troubler quand on y verse de l'oxalate d'ammoniaque, ou de l'acide oxalique.

L'ammoniaque précipite à la vérité, non seulement la magnésie et quelques fois même des traces de chaux. C'est dans le but de démontrer l'absence de l'alumine qu'on a ajouté le chlorhydrate d'ammoniaque ; ce sel loin de la dissoudre, précipite cette terre. Ainsi la magnésie peut être comptée au nombre des bases contenues dans l'eau minérale.

Déjà l'essai H., semble exclure l'alumine de l'eau minérale, mais le résultat devient même plus décisif par l'expérience suivante. Si on fait rougir à la flamme du chalumeau une quantité convenable de la matière fixe provenant de l'évaporation de l'eau minérale, on n'obtient, en l'humectant avec l'oxide de Cobalt, aucune trace de la belle teinte bleue, qui caractérise si bien les sels d'alumine.

K. En soumettant l'eau à l'ébullition prolongée en vase clos, elle se trouble peu à peu ; le dépôt qui se forme contient des carbonates.

L'existence de ces sels devient encore plus manifeste, en versant quelques gouttes d'acide sulfurique sur le résidu de l'évaporation.

L. Le chlorure de Barium détermine d'abord un nuage brun, mais quelque temps après il se forme un dépôt blanchâtre insoluble dans les acides ; mêmes résultats avec le nitrate de Baryte. Si on opère avec de l'eau qui a perdu ses caractères sulfureux à l'air , les précipités sont encore plus abondants. Nous avons donc la certitude de l'existence des sulfates dans l'eau minérale.

M. Pour déterminer l'existence des chlorures ; on a versé de l'azotate d'argent dans l'eau qui avait perdu son caractère sulfureux au contact de l'air. L'addition de quelques gouttes de la dissolution métallique , a suffi pour développer un précipité blanc très volumineux insoluble dans l'acide nitrique , et entièrement soluble dans l'ammoniaque.

N. Le résidu insoluble dans l'eau , traité par l'acide chlorydrique , a laissé un dépôt , qui a été de nouveau chauffé avec cet acide. Pendant l'évaporation il s'est alors déposé un corps un peu gélatineux qui chauffé à siccité et lavé à l'eau s'est réduit en une poudre blanchâtre rude au toucher, et qui forme avec un sel de phosphore à la flamme du chalumeau une masse gonflée translucide. Le globule du sel de phosphore présente après l'insouflation , l'aspect d'une masse vitreuse , dans laquelle on aurait incrusté du sable. Ces caractères sont tout à fait positifs , pour constater l'existence de la silice.

O. Quelques tâches jaunâtres qu'on apperçoit ça et là dans le voisinage de la source, m'ont déterminé

à examiner si l'eau contient du carbonate de fer.
Toutes les recherches ont été inutiles : la teinture de
noix de galle, le Cyanure jaune de potassium , et de
fer avec ou sans intervention du chlore gazeux , ont
également fourni des résultats négatifs.

P. Une portion du résidu solide a été chauffé dans
un creuset en platine ; une lame de verre posée sur
le creuset n'a point été attaquée.

Q. Une autre portion dissoute dans l'alcool n'a
communiqué à la flamme de ce véhicule aucune coloration caractéristique, avant ou après l'addition de
quelques gouttes d'acide sulfurique. Il n'y a donc
ni fluor, ni acide borique dans l'eau minérale.

Toutes les tentatives qui ont été faites pour décé-
ler la présence des azotates ont été inutiles.

§ V.

Composition de l'écume qui se manifeste à la surface de l'eau
minérale soumise à l'ébullition.

Quand on fait bouillir de grandes masses d'eau
minérale, il ne tarde pas à se former à la surface du
liquide , une mousse très abondante. Cette matière
convenablement desséchée, se réduit en une poudre
qui offre les propriétés suivantes :

1° Projettée sur des charbons incandescents , elle
laisse dégager l'odeur qui caractérise le soufre.

2° Traité par les acides il se produit une vive ef-
fervescence avec dégagement d'acide carbonique.

3° Elle se dissout complètement dans l'acide nitrique; la dissolution essayée par l'oxalate d'ammoniaque et la base de ce sel, a donné dans le premier cas

un précipité blanc très abondant, et dans le second des flocons assez rares, mais caractéristiques pour indiquer la magnésie. Cette dissolution s'est aussi troublée sensiblement, par l'addition de quelques gouttes de chlorure de Barium.

4° En traitant la poudre avec de la potasse à l'aide de la chaleur, on a obtenu une huile jaunâtre d'une odeur extrêmement fétide.

L'écume contient donc :

1° Du soufre.

2° Du carbonate de chaux.

3° Du carbonate de magnésie.

4° Des sulfates.

5° Une matière organique de nature bitumineuse.

§ VI.
Matières organiques

En parlant des propriétés physiques de l'eau minérale, nous avons dit qu'on rencontre çà et là au tour de la source, des trainées d'une matière filamenteuse. En étudiant cette matière j'y ai reconnu les mêmes principes que dans l'écume dont il a été question dans le paragraphe précédent.

Il n'est pas rare de voir l'eau minérale au moment où elle jaillit du sol, charrier des filamens de nature glaireuse. Les personnes qui habitent ordinairement Puzzichello m'ont assuré qu'on trouve dans les piscines, lorsqu'elles ont été long-temps en repos, une grande quantité de matière gélatineuse. C'est là sans doute la glairine pure, dépouillée des carbonates, et

du soufre dont elle s'enveloppe au contact de l'air ,
à la suite du dégagement de l'acide carbonique libre,
et de l'acide sulfhydrique contenus dans l'eau minérale.

Plusieurs vases renfermant de l'eau de Puzzichello
et divers réactifs, tels que, les acides azotique, sulfurique , arsénieux et la teinture de noix de galle ,
ayant été abandonnés pendant plus de quinze jours,
dans un coin du laboratoire de l'école Paoli , il s'y
forma des globules gélatineux. Quelques uns de ees
globules qui flottaient à la surface du liquide, étaient
recouverts d'une moisissure analogue à celle qu'on
observe sur la mie de pain exposée à l'humidité.
Cette matière est bien différente de celle que nous
avons signalée dans l'écume dont il a été question
plus haut ; en la calcinant avec de la potasse on n'obtient pas de l'huile; mais les produits fétides, et l'o-
deur ammoniacale qui s'en dégagent , permettent de
conclure qu'elle est azotée. Ainsi les eaux de Puzzichello , renferment en quantité assez notable ce
principe organique qui, suivant quelques médecins
distingués joue un grand rôle dans l'emploi des eaux
minérales sulfureuses.

Les recherches contenues dans ce chapitre , permettent de conclure que les eaux de Puzzichello contiennent les principes suivants :

1º Acide sulfhydrique libre.

2º Acide carbonique libre.

3º De l'azote.

4º Un sulfure alcalin.

5º Plusieurs carbonates.

6º Des sulfates.

7º Des chlorures.

8º De la silice.

9º De la chaux.

10º De la magnésie.

11º Une matière organique analogue à la glairine.

12º Une matière organique bitumineuse.

CHAPTRE V.

Analyse quantitative.

Si les propriétés physiques, et la connaissance de la nature des principes minéralisateurs, offrent quelque intérêt aux médecins qui dirigent les malades dans l'emploi des eaux minérales, il n'est pas moins important pour eux, d'avoir des notions exactes sur les quantités pondérables du médicament qu'ils administrent.

Sans doute, ce qui intéresse avant tout le médecin c'est la physiologie des eaux ; mais si l'analyse chimique, ne peut les guider directement dans l'étude de cette science de pure observation, elle lui fournit au moins d'utiles rapprochemens surtout quand il fait usage d'une eau dont la physiologie est encore dans l'enfance.

Quand il sera démontré que les eaux de Puzzichello ont une grande analogie chimique avec celles de même nature qui sont le plus accréditées, et dont l'histoire médicale est faite depuis long-temps, le médecin n'aura souvent qu'à interroger les statistiques, pour faire les plus heureuses applications.

Nous allons maintenant entrer dans quelques détails analytiques.

§ Ier.

Détermination de l'acide sulfhydrique.

Avant les recherches de M. Dupasquier les divers procédés employés pour doser le soufre contenu dans les eaux minérales à l'état d'acide sulfhydrique, ou de sulfure alcalin, étaient tous fondés sur l'insolubilité de certains sulfures métalliques. L'emploi des sels de cuivre ou de plomb, est entouré de beaucoup de difficultés, et peut conduire à des erreurs graves, en donnant des su'fures impurs. Les opérations, qu'exigent ces procédés, sont d'ailleurs si longues, et si minutieuses, qu'il est presque impossible de vérifier la justesse d'un premier essai par des expériences nouvelles.

Pour apprécier la quantité du soufre contenu dans les eaux de Puzzichello, nous avons fait usage de la méthode de M. Dupasquier. Le rapport extrêmement favorable qui a été fait à l'Institut dans la séance du 9 août 1841 par deux des chimistes les plus célèbres de l'Europe MM. Dumas et Pelouze (rapporteur) sur cette méthode, a puissamment contribué à accré-

diter la découverte du savant inventeur du sulfhydromètre.

La méthode de M. Dupasquier, réunit de nombreux avantages, outre qu'elle indique les moindres
traces d'acide sulfhydrique, elle est d'une exécution
prompte et facile, qui permet d'expérimenter un grand
nombre de fois dans un court espace de temps.

Voici en deux mots le principe chimique qui lui
sert de base.

L'Iode décompose complètement l'acide sulfhydrique, et les sulfures, pour produire de l'acide iodhydrique et un iodure, tandis que le soufre séparé des
élémens électro-positifs se précipite.

On sait que l'iode à l'état de liberté, agit sur l'a-
midon pour le colorer en bleu, tandis que les iodu-
res, et l'acide iodhydrique, n'exercent aucune action
sur cette substance. Si on met donc en contact une
dissolution alcoolique d'iode avec l'eau sulfureuse à
laquelle on a ajouté un peu d'amidon, le principe
sulfureux sera décomposé, et la couleur bleue se ma-
nifestera dans la liqueur, aussitôt que la décomposi-
tion sera complète. On observe à la vérité des légères colorations avant la fin de l'opération, mais elles
disparaissent entièrement par l'agitation. Il n'y a
donc aucune difficulté sérieuse pour déterminer la
quantité de soufre, contenue dans l'eau minérale que
celle de saisir exactement le point de coloration défi-
nitif. La quantité d'iode employée donne alors par

3.

un calcul bien simple celle du soufre; puisqu'un équivalent de l'un de ces métalloïdes, déplace un équivalent de l'autre.

N'ayant pas à ma disposition l'appareil sulfhydro-
métrique imaginé par le savant chimiste de Lyon, j'en
ai construit un avec toutes les précautions qu'exigent
les recherches analytiques un peu délicates.

Un tube de dimension convenable fut divisé en
parties d'égale capacité d'après les procédés connus,
de manière que chaque degré représenta un demi
centimètre cube.

Deux grammes d'iode bien purifié ont été dissous
à froid, dans un décilitre d'alcool , quelques instans
seulement avant l'opération. La solution aqueuse
d'amidon a été préparée à coté de la source.

Le tube étant armé, et la solution d'amidon ajou-
tée à l'eau minérale, on y a laissé tomber doucement
la teinture alcoolique d'iode ; dès que le contact a eu
lieu, on a apperçu quelques points colorés en bleu ,
que l'agitation a fait complètement disparaître. On a
continué à laisser couler la liqueur du tube, jusqu'à
ce que l'eau minérale commençât à prendre une teinte
un peu rose ; en ajoutant quelques gouttes de plus,
une belle couleur bleue s'est manifestée. Le sulfhydromètre indiqua alors 17°,5.

On a expérimenté sur un demi litre ; les essais
ont été répétés plusieurs fois , à diverses heures de
la journée , avec des dissolutions alcooliques d'iode
nouvelles ; les résultats ont été toujours identiques.

Ces résultats que nous venons de rapporter concer-
nent la source principale. La même méthode appli-
quée à la *Fontana grigia* a donné 12°,8.

On a donc pour un litre de la grande source 35°.

Pour un volume égal de la petite 25 ,6.

Les quantités d'iode employées pour opérer la dé-
composition complète du principe sulfureux des deux
sources, sont sensiblement entr'elles dans le rapport
de 7 à 5. Il est évident que les proportions du soufre
sont dans le même rapport, il suffira donc de faire le
calcul pour les eaux de l'une des sources.

Rappelons nous que le sulfhydromètre a été construit de manière, que chaque degré correspond à
0g,01 d'iode. Rappelons nous aussi que l'équivalent
du soufre est représenté par 201,16 et celui de l'iode
par 1579,50 et nous aurons tous les élémens pour
résoudre la question. En posant d'abord la proportion 1579,50 : 0,35 :: 201,16 : x

Nous obtenons pour la quantité du soufre contenu
dans l'eau minérale 0g,044574.

Pour connaître ensuite la quantité d'acide sulfhydrique, on est parti de la composition de cet acide
dont la formule atomique est S H , ou bien un équivalent de soufre pour un équivalent d'hydrogène. La
quantité en poids d'hydrogène capable de s'unir avec
0g,044570 de soufre sera fournie par la relation
12,48 : 201,16 :: x : 0g,044574 qui indique
0g,002765. La quantité d'acide sulfhydrique sera
donc représenté par : 0g,047339.

S'agit-il ensuite d'avoir le volume de ce gaz à la températrure 0° et sous la pression 0m,76 ? Un calcul aussi facile que le précédent donnera pour résultat 30cc,93.

Il est clair que pour avoir la quantité de soufre et celle de l'acide sulfhydrique en poids ou en volume de l'*acqua grigia* il suffira de multiplier le nombre précédent par $\frac{5}{7}$

En résumé : un litre d'eau de Puzzichello contient

SOUFRE	ACIDE SULFHYDRIQUE	
EN GRAMMES.	En grammes	En centimètres cubes à 0°, et 0m, 76 de Pon
0,044574	0,047339	30cc,93

On voit par ce résultat que l'eau de Puzzichello, est extrêmement riche en acide sulfhydrique : ce principe minéralisateur auquel elle doit sans doute son efficacité, se rencontre rarement en si grande proportion.

Dans le chapitre iv, on a dit que l'eau est minéralisée simultanément, par l'acide sulfhydrique, et un sulfure alcalin. Il a été constaté aussi par l'intensité des réactions, que c'est l'acide sulfhydrique libre qui y joue le plus grand rôle ; les sulfates de zinc, et de manganèse, n'ont pas annoncé l'existence du sulfure en quantité considérable.

On areconnu la présence de l'hyposulfite de soude, dans la portion du résidu soluble dans l'eau. On n'a pas attaché une grande importance à la détermination séparée de l'acide sulfhydrique libre et combiné· Ce qu'il importe de connaître c'est la quantité totale de ce principe ; rien n'a été négligé pour atteindre ce but.

§ II.
Détermination quantitative du produit obtenu par l'évaporation.

On a évaporé 40 litres d'eau minérale dans une capsule en porcelaine, avec toutes les précautions nécessaires pour empêcher qu'aucun corps étranger ne pût tomber dans la liqueur. Quand le liquide a été réduit à la quantité de 50 grammes environ, il a été transvasé avec le produit solide , et l'évaporation a été achevée à une très douce chaleur.

Complètement desséché le résidu pesait 24^g,2 il était d'une couleur brune assez prononcée ; c'est dans cet état qu'il a été introduit dans un flacon contenant de l'éther sulfurique ; ce menstrue s'est coloré peu à peu ; il a été fréquemment agité , et plusieurs fois renouvelé. Enfin après un contact de plus de 36 heures, la dernière liqueur surnageante a été décantée.

L'éther qui avait servi aux différens lavages a été distillé à une douce chaleur ; vers la fin de l'opération, sa couleur était très jaunâtre. On a suspendu la distillation lorsque la liqueur fut assez réduite , et on abandonna alors le reste à l'évaporation spontanée.

Le lendemain , toutes les traces d'éther avaient disparu et on voyait au fond de la capsule des petits cristaux jaunes suspendus dans une liqueur huileuse. Les cristaux brûlaient avec une flamme bleuâtre, en répandant l'odeur du soufre ; quant à la matière huileuse, elle présentait les mêmes caractères que le bitume dont il a été parlé au chapitre IV.

En déterminant le poids du résidu solide , après l'action de l'éther, on a trouvé qu'il était de 22ᵍ,95.

Le mélange de bitume et de soufre pesait donc 1,07.

On a trempé un morceau de papier Joseph , dont on avait exactement déterminé le poids, dans la partie huileuse, afin de l'absorber. En le pesant de nouveau rapidement on a trouvé une augmentation de 0ᵍ,18. Il y a par conséquent dans chaque litre d'eau minérale une quantité de matière bitumineuse représentée par 0ᵍ,0045.

On n'a pas déterminé le poids des petits cristaux de soufre, puisque dans le paragraphe précédent on a donné la quantité absolue de ce métalloïde.

TRAITEMENT DU RÉSIDU INSOLUBLE DANS L'ÉTHER.

Dépouillé par l'éther du soufre et de la matière bitumineuse le résidu bien desséché pesait 22,95, on l'a mis en contact avec de l'eau distillée , qui a été souvent agitée et renouvellée. Ce n'est qu'au bout de deux jours, qu'on est parvenu à en séparer le sulfate de chaux ; lorsque l'oxalate de chaux ne donnait plus de précipité dans les dernières eaux de lavage

on a décanté, et procédé d'abord à l'analyse du ré—
sidu insoluble dans l'eau.

Ce résidu pesait : 13^g,15, on l'a partagé en deux
parties égales, l'une d'elles devant être destinée à la
recherche de la silice, l'autre à la détermination des
carbonates.

Pour apprécier la silice on a mis 6^g,57 du résidu
en contact avec l'acide chlorhydrique étendu d'eau ;
il s'est opéré d'abord un vif dégagement d'acide carbonique. Après un contact assez prolongé et de fré—
quentes agitations la liqueur a été filtrée. Elle pré-
cipitait abondamment par l'ammoniaque et l'oxalate
d'ammoniaque; les autres réactifs n'ayant donné que
des résultats négatifs, on était entièrement convaincu
de l'existence des carbonates de chaux et de magnésie,
et de l'absence de tout autre principe attaquable par
l'acide chlorhydrique. Nous nous sommes occupés
d'abord de la détermination de la silice seule, sans
songer à la séparation de la chaux et de la magnésie.

Pour isoler la silice on a lavé à plusieurs reprises
le résidu insoluble dans l'acide chlorhydrique.

Après l'avoir desséché, on l'a de nouveau chauffé
avec le même acide ; le résidu final était de l'acide
silicique pur, comme nous l'avons prouvé en parlant
de l'analyse qualitative.

La quantité de cette substance était de 0^g,1995
pour moitié du résidu ; en la multipliant par 2 on a
obtenu 0,3990 ce qui fait 0,00999 par litre d'acide
silicique.

DÉTERMINATION DES CARBONATES.

Pour doser les carbonates, on a versé sur la par tie du résidu réservé de l'acide sulfurique très étendu.

Les carbonates ont été ainsi transformés en deux sulfates, de solubilité différente.

Le poids de la silice et celui de l'un de ces sulfates étant connus, un calcul bien simple faisait connaître la quantité pondérable des carbonates.

Pour isoler le sulfate de chaux on n'a cessé de traiter le résidu par l'acide sulfurique étendu que lorsqu'on fut bien assuré par des lavages, et des essais multipliés, qu'il ne retenait plus aucune trace de ce sel.

On a ensuite évaporé doucement la liqueur des deux sulfates ; peu à peu le sel de chaux s'est déposé.

On a filtré, lavé, évaporé et filtré de nouveau jusqu'à ce que tout le sulfate de chaux fut réuni entièrement sur un filtre. Ce procédé est à la vérité un peu long ; mais les résultats qu'il fournit, méritent plus de confiance que ceux qu'on obtient en précipitant la magnésie à l'état de carbonate, au moyen du carbonate de potasse, qui précipite toujours en même temps, une portion de la chaux. Le résidu final du sulfate de chaux étant bien desséché pesait 5^g,9.

Les équivalens du sulfate de chaux, et du carbonate de la même base étant

$$\text{Pour le sulfate de chaux (Ca O, s 5O}^5\text{)} \begin{cases} 365,03 \text{ base.} \\ \overline{} \\ 501,16 \text{ acide.} \end{cases}$$

Pour le carbonate...................$\begin{cases} 356,03 \text{ base.} \\ \overline{} \\ 276,44 \text{ acide.} \end{cases}$

On a pu déterminer d'abord la quantité de chaux unie à l'acide [sulfurique dans les $5^g,9$ de sulfate de chaux ; on a trouvé $2^g,45$.

Ce nombre étant connu, il a été facile de connaître la quantité d'acide carbonique, capable de saturer $2^g,45$ de chaux , le calcul a donné $1^g,90$. La quantité de carbonate de chaux sera donc $4^g,35$. En doublant ce résultat, nous avons obtenu la quantité de ce sel contenue dans le résidu total, soit : 8,7000.

Nous connaissons d'autre part la quantité de silice.. $0^g,3990$.
et le poids du résidu total................. $13^g,1500$.

Il y a donc une quantité de carbonate
de magnésie représenté par.............. $4^g,0510$.

En résumant tout ce qui a été dit dans ce paragraphe, l'eau de Puzzichello contient par litre :

Acide Silicique.................	$0^g,00999$.
Carbonate de chaux............	0, 2175.
Carbonate de magnésie........	0, 1010.
Matières bitumineuses........	0, 0045.

§ III.

Analyse de la portion du résidu soluble dans l'eau.

D'après ce qui précède on voit que l'eau a dissous une quantité de matière représentée par $9^g,8$.

Dans le but de simplifier la liqueur qui contenait simultanément des sulfates de chaux, de soude et de magnésie , et des chlorures, on a séparé d'abord le

sulfate de chaux. Pour cela on a concentré doucement la liqueur et on voyait ce sel se déposer peu à
peu.

Quand le dépôt fut un peu considérable on a filtré ; en chauffant de nouveau, une nouvelle portion
de sulfate de chaux s'est précipité ; l'addition d'un
peu d'alcool, a favorisé cette précipitation.

On n'a cessé les lavages, et les concentrations,
que quand la liqueur, eut complètement cessé de
précipiter par l'oxalate d'ammoniaque. Tout le sulfate de chaux se trouvait alors réuni sur un filtre dont
on connaissait le poids.

Le sel bien desséché pesait 3^g,98.

Il y a donc dans chaque litre d'eau de Puzzichello
une quantité de sulfate de chaux représentée par
0^g,0999.

DÉTERMINATION DES CHLORURES.

Quand la proportion de sulfate de chaux fut con-
nue, on procéda à la séparation des autres sulfates
d'avec les chlorures.

Pour atteindre ce but, on a traité par l'alcool le
mélange, convenablement concentré ; on est parvenu
au moyen de quelques lavages, à obtenir deux liqueurs, dont l'une ne renfermait plus que les chlorures et l'autre les sulfates. Des expériences particu-
lières avaient démontré, que les sulfates étaient à
base de soude, et de magnésie, et que le chlore était
uni au sodium, et au magnésium.

La liqueur de chlorures a été mélangée avec de

l'eau distillée de manière à faire exactement le volume de 1/2 litre. Ce volume a été partagé en deux parties égales, l'une devant être consacrée à la recherche du chlore des deux chlorures, l'autre à la détermination des chlorures de magnésium.

Pour avoir tout le chlore uni aux métaux, on a versé dans l'une des moitiés, un excès d'azotate d'argent rendu légèrement acide. La liqueur filtrée a donné un dépôt de chlorure d'argent qui desséché et fondu pesait 2 ,5.

L'équivalent du chlorure d'argent étant 1794,25........................

$\begin{cases} \text{argent} \\ 1351,61. \\ \hline \text{chlore} \\ 442,64. \end{cases}$

On a trouvé que la quantité du chlore contenu dans.. 2ᵍ, 5.

De chlorure d'argent était de.............. 1, 01.

En le doublant on avait...................... 2, 02

pour la quantité totale du chlore uni aux deux métaux.

On a ensuite versé dans l'autre moitié de la liqueur réservée, une dissolution de carbonate de potasse pour précipiter la magnésie à l'état de carbonate ; pour cela on a fait bouillir la liqueur ; elle a ensuite été filtrée et le dépôt qui s'est formé, ayant été desséché, et calciné fortement a donné une quantité de magnésie pure représentée par 0ᵍ,1.

Le poids de l'oxigène combiné avec cette base étant.. 0ᵍ, 034.

il restait.. 0, 066.

de magnésium ; il n'y avait plus qu'à
déterminer la quantité du chlore, capa-
ble de s'unir avec.......................... 0, 066.

Les équivalens du magnésium et du $\left\{\begin{array}{r} 158, \quad 35. \\ \hline 442, \quad 64. \end{array}\right.$
chlore étant.............................

on a trouvé pour la quantité du chlore
cherché.. 0, 182.

Dans la moitié du résidu il y a donc... 0, 248.
de chlorure de magnésium.

Et dans le résidu total............... 0, 4960.

Ce qui fait pour un litre............... 0, 0124.

Pour apprécier la proportion du chlorure de sodium on a retranché de la
quantité totale du chlore qui était...... 2, 02.
celui combiné au magnésium qui était de.... 0, 36.
le reste....................................... 1, 66.
représente la quantité du chlore uni au
sodium ; il n'y avait donc qu'à déterminer la proportion du sodium capable
de se combiner avec.......................... 1, 66.
de chlore, en partant dn nombre....... 290, 90.
qui est l'équivalent du sodium , on a
trouvé que la quantité de ce métal qui
peut s'unir avec............................. 1, 66.
de chlore est................................. 1, 09.

La proportion de chlorure de sodium
sera donc.................................... 2, 75.

Dans un litre d'eau minérale il y en a 0, 0692.

RÉSUMÉ DES CHLORURES.

Chlorure de sodium.................... 0, 0692.

Chlorure de magnésium.............. 0, 0124.

Il restait encore à déterminer les proportions des deux sulfates , qui ont été reconnus dans l'eau minérale ; la liqueur qui les contenait, a été partagée en deux volumes égaux d'1/4 de litre chacun.

On s'est occupé d'abord de la recherche de l'acide sulfurique des deux sulfates ; en déterminant ensuite séparément la proportion de sulfate de magnésie ; il était facile d'arriver à la connaissance du sulfate de soude.

Pour doser l'acide sulfurique total on a versé dans la première moitié de la liqueur, un excès de chlorure de Barium. Le précipité obtenu complètement insoluble dans l acide azotique a été lavé puis chauffé dans un creuset.

Dans cet état il pesait 5ᵍ,6.

La composition du sulfate de Baryte étant représenté par 1458,09.

$$\begin{cases} 956,95 \text{ base.} \\ \hline 501,16 \text{ acide.} \end{cases}$$

On a obtenu pour la quantité de l'acide sulfurique des deux sulfates.......................... 2ᵍ, 25.

qui multipliés par deux donnent.......... 4, 50.

POUR LE POIDS DE L'ACIDE SULFURIQUE TOTAL.

Le précipité obtenu en traitant l'autre moitié de liqueur par le carbonate de potasse , ayant été fortement calciné, a donné une quantité de magnésie représentée par................................ 0ᵍ, 4.

toute la magnésie de la liqueur des sulfates a donc été de........................ 0, 8.

Cette quantité de base étant capable de saturer.,............................,............ 1, 55.

d'acide sulfurique ; on a eu pour la quantité de sulfate de magnésie............... 0, 63.

Et pour un litre..... .... 0, 0407.

En retranchant de la quantité totale d'acide sulfurique qui est de............... 4, 50.

Celle qui est combinée avec la magnésie et qui est de........................ 1, 55.

il reste.............................. 2, 95.

Il suffisait donc de chercher la quantité de soude capable de saturer.......... 2, 950.

d'acide sulfurique, pour avoir le sulfate de soude. Cette quantité est de............. 2, 307.

La quantité de sulfate de soude sera donc................................ 5, 257.

et pour un litre............................ 0, 1314.

RÉSUMÉS DES SULFATES.

Sulfate de soude...................... 0, 1314.
Sulfate de magnésie.................... 0, 0407.

RÉSUMÉ GÉNÉRAL DE L'ANALYSE.

Un litre d'eau de Puzzichello contient.

SOUFRE	ACIDE SULFHYDRIQUE.	
EN GRAMME.	En grammes	En centimètres cubes à 0o, 0m, 76.
0,044574.	0,047339.	30,93.

Acide silicique..............................	0g.00999.
Carbonate de chaux..........................	0 2175.
Carbonate de magnésie......................	0 1010.
Chlorure de sodium..........................	0 0692.
Chlorure de magnésium......................	0 0124.
Sulfate de chaux............................	0 0999.
Sulfate de soude...........................	0 1314.
Sulfate de magnésie........................	0 0407.
Matière bitumineuse........................	0 0045.
Glairine quantité indéterminée.	
Azote ident.	

N. B. Les carbonates existent dans les eaux à l'état de bicarbonates de chaux et de magnésie. On n'a pas déterminé la quantité
d'acide carbonique libre; Ce gaz se trouvant à l'état de liberté en
très faible quantité.

www.ingramcontent.com/pod-product-compliance
Lightning Source LLC
Chambersburg PA
CBHW071341200326
41520CB00013B/3062